EXPOSÉ SUCCINCT

DES MOYENS MÉCANIQUES OSCILLATOIRES

IMAGINÉS ET EMPLOYÉS

POUR REMÉDIER AUX DÉVIATIONS DE LA COLONNE VERTÉBRALE
ET AUTRES VICES DE CONFORMATION.

IMPRIMERIE DE E. DUVERGER,
RUE DE VERNEUIL, N° 4.

EXPOSÉ SUCCINCT

DES

MOYENS MÉCANIQUES OSCILLATOIRES

IMAGINÉS ET EMPLOYÉS

POUR REMÉDIER AUX DÉVIATIONS DE LA COLONNE VERTÉBRALE
ET AUTRES VICES DE CONFORMATION.

Par M. JALADE-LAFOND, DOCTEUR EN CHIRURGIE.

SUIVI

D'UN RAPPORT

FAIT A L'ACADÉMIE ROYALE DE MÉDECINE,

Par MM. Breschet, Husson, Maingault, Marc, Péligot, Ribes
et Thillaye, Membres d'une Commission formée dans cette
Académie, pour lui faire connaître les avantages que la Médecine-
pratique doit retirer des Mécaniques oscillatoires orthopédiques
de M. Jalade-Lafond.

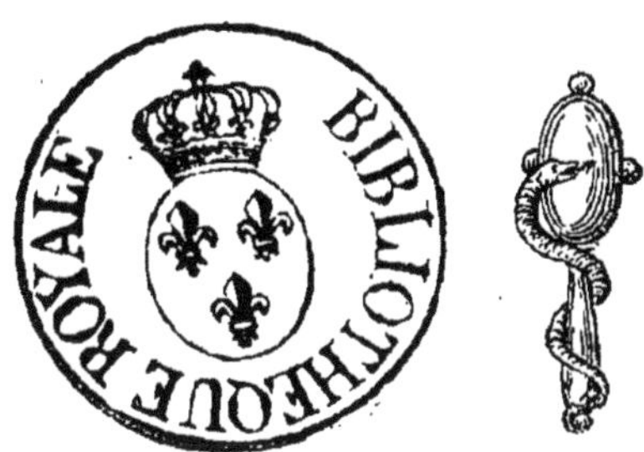

PARIS,

Chez
{
BOISTE fils, Libraire, rue de Sorbonne, n° 18 ;
DELAUNAY, Libraire, Palais-Royal, galeries de Bois, n° 244;
L'Auteur, rue de Richelieu, n° 46 ;
Rue de Chaillot, n° 21, Maison de Santé ;
DUVAL, rue des Batailles, n° 18, *Idem.*
}

1825.

EXPOSÉ SUCCINCT

DES MOYENS MÉCANIQUES OSCILLATOIRES

IMAGINÉS ET EMPLOYÉS

POUR REMÉDIER AUX DÉVIATIONS DE LA COLONNE VERTÉBRALE
ET AUTRES VICES DE CONFORMATION.

———

LES moyens mécaniques imaginés pour remédier aux vices de conformation sont tous plus ou moins défectueux; et un des principaux défauts qu'on peut leur reprocher, c'est d'agir avec une force constamment la même, et de n'offrir jamais de ces alternatives d'action et de repos qu'on voit dans l'exercice de tous nos organes, phénomènes que Bichat avait si bien appréciés, et dont il a fait l'histoire (1). Ces moyens mécaniques condamnent les muscles au repos, et par ce repos, la faiblesse et l'atrophie surviennent. Aussi, loin de remédier à un vice organique, on ne fait qu'en favoriser le développement. Je puis affirmer que j'ai souvent observé des jeunes personnes qui avaient porté pendant long-temps des corsets résistans, des minerves, des tiges métalliques,

(1) Recherches sur la vie et la mort, par X. BICHAT.

pour s'opposer à un commencement de torsion de la colonne épinière, et que j'ai vu constamment ces moyens ne faire qu'accélérer la marche de la maladie, et la conduire, par un effet inévitable, à son plus haut degré.

Pénétré de l'insuffisance de ces moyens et du danger de leur usage, j'ai cru devoir leur substituer d'autres agens; et j'ai cherché, en soutenant les parties faibles et en leur donnant un mentor, à les obliger à de légers mouvemens, condition sans laquelle on ne peut obtenir de guérison certaine et durable.

A l'immobilité d'action, à la permanence dans le degré de force j'ai substitué des agens qui offrent des alternatives de résistance et de flexion, de sorte que les muscles conservent leur contractilité; ils peuvent agir et se développer, enfin l'équilibre se rétablit dans l'énergie des puissances antagonistes; et, les mouvemens étant régularisés, les parties prennent la direction que la nature leur donne dans leur développement normal. Ce mouvement léger des parties, ces contractions modérées de la fibre musculaire sont, suivant moi, un des plus grands avantages qu'on devait chercher, et sans lequel le but désiré ne pourrait être atteint.

Cette immobilité, à laquelle les mécaniques que je viens d'indiquer condamnent les parties, n'en est pas le seul inconvénient. La gêne, la douleur qu'elles occasionnent, l'extension très forte qu'elles exercent, laquelle est constamment au même degré, et enfin la compression trop grande, soit générale, soit partielle, pour prendre des points d'appui, auraient dû les faire abandonner depuis long-temps ; car non-seulement une extension énergique et permanente nuit au développement de la fibre et de la force musculaire, mais même à la nutrition de tous les tissus, et il est facile de comprendre que l'irritation doit être la suite de pareilles manœuvres.

J'en dirai autant du massage et des compressions faites avec des instrumens dont l'action conserve constamment la même intensité. Mes observations signalent des vices trop grands pour qu'il soit besoin d'insister ; la simple réflexion suffit pour juger de tous les inconvéniens des mécaniques usitées jusqu'à ce jour.

J'ai donc pensé qu'en graduant l'action de mes instrumens, en donnant des degrés alternatifs d'énergie plus ou moins grands, j'opérerais une douce excitation dans les organes ; je réveillerais chez eux les propriétés vitales, et, de ce balancement des forces, j'obtiendrais une nutrition plus active, un accroissement, une régularisation dans tous les phénomènes vitaux.

Mes instrumens, pour prendre un point d'appui sur le malade, n'exigent pas une compression isolée, une constriction comme celle qu'exerce une ceinture serrée, par laquelle les viscères digestifs sont toujours gênés dans leurs fonctions ; mes instrumens sont disposés de manière à ne produire aucune compression nuisible : moulés sur les parties, ils en facilitent l'action plutôt que de lui nuire.

Quant à la mobilité que je permets à certaines parties plus faibles, ou que j'interdis à celles dont le développement est inégal, j'obtiens cet effet de moyens simples que l'inspection fera suffisamment connaître, et dont elle démontrera la nature et le mode d'action.

Dans quelques cas, c'est à l'élasticité que j'emprunte mon procédé, tandis que dans d'autres circonstances je prends mon moteur dans un appareil qui peut être séparé du malade et servir à mettre en mouvement plusieurs lits, plusieurs mécaniques à la fois. Ici l'élasticité n'est alors employée que comme agent secondaire.

Voilà ce que je pouvais dire pour donner un aperçu de mes nouveaux procédés, que je considère comme infiniment supérieurs à tous les moyens mis en usage jusqu'à nous. L'expérience a déjà confirmé ce que la raison avait indiqué; et j'espère avec cette nouvelle méthode porter la cure des difformités organiques congéniales ou acquises au degré de perfection désirable.

Je souhaite aujourd'hui que mon procédé soit examiné par des juges compétens, et qu'ils le comparent à ceux qu'on met journellement en pratique. Le principe reconnu bon, il sera facile d'en varier les modes d'application et de les approprier à tous les cas pathologiques.

Si je ne me trompe pas, je crois avoir atteint le but que je me proposais, et vers lequel je tendais depuis longues années. Le bien que j'aurai fait et que je pourrai faire sera ma plus belle récompense; et, à côté de cette jouissance, je placerai celle d'avoir mérité l'éloge des savans, au jugement desquels je soumets les instrumens que je propose.

C'est d'après les principes que j'énonce ici que j'ai fait confectionner diverses mécaniques qui ne ressemblent en rien à ce qui a été fabriqué jusqu'à ce jour. Je présente aujourd'hui à l'Académie royale de Médecine, un lit dans la construction duquel on verra l'application de mes principes. On reconnaîtra qu'à ces avantages de l'extension et du relâchement gradué et alternatif des parties vicieusement dirigées et infléchies, on a joint une mobilité dépendante de l'élasticité de plusieurs pièces mises sans cesse en mouvement. Ainsi, les parties affectées de torsion ou de déviation contre nature, sont ramenées à leur direction normale, et les puissances musculaires doucement entretenues en mouvement, peuvent acquérir un développement qui maintiendra plus tard les organes dans une direction régulière. Nous aurons donc réuni les avantages du redressement à ceux du développement des forces musculaires, développement qui était empêché par les mécaniques jusqu'ici mises en usage; et par cette immobilité des muscles on les jetait dans la faiblesse et l'atrophie, et l'on s'exposait à voir les parties reprendre leur torsion et toutes leurs inflexions vicieuses, aussitôt que l'extension venait à cesser. Cette amélioration paraît simple, et peut-être c'est à cela qu'il faut reconnaître la difficulté que nous avons éprouvée pour arriver au résultat où nous sommes parvenus.

Les praticiens qui composent cette Société savante jugeront et apprécieront mieux que nous ne pouvons le faire ou le dire les avantages qu'on peut retirer de l'exercice des puissances musculaires, lorsqu'on redresse les parties solides. Non-seulement les muscles se fortifient, mais la nutrition devenant plus active dans

les parties doucement agitées par une force élastique
très douce, prennent aussi un développement et une
disposition régulière qui place les parties dans les conditions les plus favorables contre le retour des vices de
conformation que nous cherchons à combattre et que
nous croyons pouvoir être constamment guéris par l'application des principes émis dans cet aperçu (1).

(1) Cette note a été lue à l'Académie royale de Médecine, le
1er mars 1825.

RAPPORT

FAIT

A L'ACADÉMIE ROYALE DE MÉDECINE,

DANS LA SÉANCE DU 6 SEPTEMBRE 1825,

SUR LES LITS MÉCANIQUES PRÉSENTÉS PAR MM. JALADE-LAFOND,
DOCTEUR EN CHIRURGIE, CHIRURGIEN DE SON ALTESSE ROYALE
LE DUC DE CHARTRES, ET MAISONABE, DOCTEUR EN MÉDECINE.

MESSIEURS,

Si le désir de remédier à quelques-unes des difformités qui affligent l'espèce humaine a donné naissance à des inventions qui méritent d'occuper un rang distingué dans l'histoire de la mécanique chirurgicale, il faut convenir que ce même désir en a aussi fait naître beaucoup d'autres qu'il faudrait oublier, si en les conservant on ne pouvait espérer qu'elles apprendront à ceux qui se livrent à ce genre de recherches, ce qu'ils doivent faire pour éviter les erreurs dans lesquelles sont tombés beaucoup d'inventeurs.

Quand on soumet à l'analyse ces nombreux appareils, on s'aperçoit en effet qu'il en est peu pour lesquels on ait su convenablement employer les seuls élémens indispensables pour produire le résultat que l'on voulait et qu'il fallait obtenir. Fort souvent, au contraire, ces sortes de machines présentent des pièces trop nombreuses et mal coordonnées qui compliquent sans nécessité un mécanisme, qui jamais ne peut être trop simple : aussi il arrive presque toujours alors que l'effet produit reste en-deçà ou va au-delà du but que l'on voulait atteindre : heureux encore s'il ne contrarie pas les indications qu'il fallait remplir ! Dans laquelle de ces deux classes doit-on ranger les moyens mécaniques qui nous ont été présentés par MM. les docteurs Jalade-Lafond et Maisonabe ? Pour fixer notre opinion à cet égard, vous avez, dans votre séance du 31 mai dernier, nommé une commission composée de MM. Breschet, Husson, Marc, Maingault, Péligot, Ribes et moi : c'est donc au nom de ces Messieurs que je viens aujourd'hui faire connaître à l'Académie le résultat de l'examen sévère et impartial que nous avons fait de ces deux moyens orthopédiques. Toutefois, avant d'entrer en matière, je dois réclamer votre indulgence pour quelques détails descriptifs dans lesquels il a fallu entrer : vos commissaires les ont jugés indispensables, parce qu'ils fournissent les bases de la discussion, qui servira moins à faire juger le mérite comparatif des deux inventions qu'à faire voir comment et jusqu'à quel point chaque auteur, dirigé par des idées physiologiques qu'il avait adoptées, est parvenu à construire un appareil dans lequel il a réuni l'ensemble des conditions qui lui paraissaient devoir avantageusement contribuer à opérer le redressement des courbures insolites de la colonne vertébrale (1).

Corriger les déviations de l'épine au moyen de l'extension n'est point une idée nouvelle; ce moyen a été tenté à l'époque où l'arme du ridicule, plus puissante que l'autorité de la raison, fit rejeter les entraves qui, sous prétexte de prévenir des difformités ou de procurer de belles formes, s'opposaient au développement des organes les plus importans. En effet, Levacher-de-la-Feutrie imagina le premier appareil extensif, un peu après le milieu du dernier siècle, c'est-à-dire, vers le temps où l'on commença d'une part à renoncer aux bandes dont on entourait les nouveau-nés, et de l'autre à abandonner ces corps gênans dans lesquels on étreignait la taille des jeunes personnes.

La machine de Levacher a d'abord joui d'une grande réputation ; faut-il l'attribuer à de brillans succès, ou doit-on en trouver la raison dans la juste célébrité du recueil académique qui nous en a transmis la description? C'est un problème que nous ne chercherons point à résoudre. Il nous suffira de dire que, de nos jours, cet appareil, malgré les modifications qu'on lui a fait subir, ne produit que de bien faibles résultats eu égard à ceux qui lui furent d'abord attribués ; néanmoins en le com-

(1) Un premier avantage de mon procédé sur les autres moyens méthodiques, c'est qu'il convient non-seulement aux torsions de la colonne vertébrale, mais qu'il peut encore être appliqué au redressement des membres, avantage que n'a pas celui de mon confrère le docteur Maisonabe.

J.-LAF.

parant aux nouvelles machines, on voit que les défauts qu'on lui reproche sont contre-balancés par des avantages qui, dans certains cas, doivent engager à ne pas en rejeter entièrement l'usage. En effet, si la tête et le tronc du malade soumis à l'influence de cette machine sont condamnés à une immobilité relative, ses membres ont une entière liberté ; il jouit donc des avantages de la locomotion, et dès lors ne ressentant que faiblement le besoin de se soustraire à la gêne qu'il éprouve, il supporte volontiers sans interruption une extension qui ne le met pas dans l'impossibilité de se livrer habituellement à quelques exercices susceptibles de contribuer à sa guérison. Malheureusement c'est le corps du malade qui, seul, fournit ici les points d'application sur lesquels agissent la puissance et la résistance , et il ne faut pas oublier que le poids du corps est un des obstacles contre lesquels doivent lutter la machine de Levacher et toutes celles qui n'en sont qu'une imitation plus ou moins heureuse.

Quand un homme repose sur un plan horizontal et qu'il est dans la supination, les diverses parties de son corps ne pressent plus les unes sur les autres, les courbures du rachis tendent à diminuer, et si les cartilages inter-vertébraux ont été comprimés par une station droite long-temps prolongée , ils reprennent alors leur épaisseur primitive; en sorte qu'au bout d'un certain temps, la stature de cet homme a réellement augmenté. Ce phénomène bien connu a fait regarder la situation horizontale long-temps continuée, comme un moyen propre à remplacer les divers appareils extensifs ou compressifs dont l'emploi ne force point le malade à s'abstenir de la position verticale. De là à l'usage du plan incliné il n'y a qu'un pas; et de celui-ci aux lits à extension horizontale permanente, la distance n'est pas plus considérable. Un plan incliné à l'horizon laisse effectivement au corps qui lui est superposé, une partie de son poids d'autant moindre que l'angle d'inclinaison est plus petit. Il est donc vrai de dire, que deux hommes fixés par les parties supérieures du corps , et couchés l'un sur un plan incliné, et l'autre sur un plan horizontal, seront dans des états tout-à-fait semblables, si l'on applique à la partie inférieure du corps de ce dernier une force qui soit égale à tout ce que le premier a conservé de son poids. Si cette conséquence indubitable pour des corps inertes avait besoin d'être ici légèrement modifiée, ce ne serait qu'à raison des mouvemens que provoquerait ou auxquels se porterait plus volontiers la différence de l'une ou de l'autre situation.

S'il a été facile de voir comment on a été conduit à l'usage des appareils dont je vais vous entretenir, il serait fort embarrassant de dire qui le premier a imaginé de substituer l'extension horizontale à celle que produit naturellement le poids du corps reposant sur un plan incliné. Cette méthode paraît nouvelle, et les recherches faites à cet égard nous apprennent qu'il existe à Vienne, à Wurtzbourg, à Morlaix, à Paris, et probablement dans d'autres villes encore, des établissemens où elle est employée. Déjà même on cite des succès; mais à cet égard, ainsi qu'à beaucoup d'autres, sans repousser les faits, il ne faut cependant pas les admettre trop légèrement; il faut laisser au temps le soin de multiplier et surtout de sanctionner ces guérisons.

Au surplus, Messieurs, vous apprendrez avec plaisir, mais sans étonnement, que l'administration des hôpitaux civils, dont l'active bienfaisance ne laisse échapper aucune occasion de soulager les malheureux, a déjà chargé un de ses membres de recueillir, sur les lits à extension qu'il pourrait se procurer, toutes les notions nécessaires, afin d'aviser ensuite au moyen d'établir ce mode de traitement dans un hôpital convenable. Vous dire que ce travail est confié au zèle de M. Péligot, c'est vous donner l'assurance que l'humanité et la science jouiront incessamment des avantages qu'on peut en attendre.

Les premiers appareils, établis à Chaillot par M. Milli, sont une imitation des lits employés à Wurtzbourg, pour y opérer l'extension permanente. On s'y sert de ressorts qui, placés à la tête et aux pieds du lit, tirent la colonne vertébrale en sens contraire, et opposent leur réaction élastique à la tendance des parties à reprendre leur position vicieuse. La tête et le bassin du sujet malade sont, au moyen d'un casque et d'une ceinture appropriés, les parties sur lesquelles se développe l'action extensive qu'ils transmettent au rachis; et, soit dit en passant, ces points d'appui sont réellement les seuls que l'on puisse choisir.

LIT DE M. LE DOCTEUR JALADE-LAFOND.

M. Jalade-Lafond, dont nous nous occuperons d'abord, parce qu'il est le premier qui a présenté son lit à mécanique, regarde l'extension permanente comme étant peu d'accord avec les saines notions physiologiques (1). Il a donc cherché à substituer (2) à cette force constante des alternatives d'action et de repos plus en harmonie, selon lui, avec les fonctions des différens organes, se fondant sur ce qu'une tension continuelle et l'immobilité, en condamnant les muscles au repos, amènent la faiblesse, l'atrophie, et, par conséquent, favorisent le développement des affections que l'on veut combattre et

(1) Ce n'est point, à proprement parler, l'extension permanente que je blâme, mais bien le mode seul d'extension; cette extension dans laquelle les parties sont condamnées au repos le plus entier et dans lequel leurs propriétés vitales, au lieu d'être réveillées, sont jetées dans l'inertie et la torpeur.

(2) Je n'ai pas cherché à *substituer à cette force constante*, etc., mais j'ai *ajouté* à cet effort constant d'extension, à cette inertie permanente, des alternatives de relâchement et d'extension, et cela dans une étendue peu considérable. — En effet, ce relâchement n'est jamais tel que les parties soient abandonnées à toute leur laxité naturelle, pour être ensuite distendues; mais en admettant que l'extension soit comme 10, le relâchement n'est jamais que comme 2 ou 3, c'est-à-dire qu'une fraction de l'extension totale, de manière qu'aux avantages de l'extension se trouvent joints ceux du mouvement, et particulièrement du mouvement musculaire.

JAL.-LAF.

2

auxquelles on s'opposerait, dit-il, bien plus sûrement, en soutenant les parties faibles et en leur imprimant de légers mouvemens, si propres à faciliter la nutrition. Telles sont les conditions hors desquelles M. Jalade-Lafond pense qu'on se flatterait inutilement d'obtenir une guérison durable. D'ailleurs, ajoute-t-il, la douleur que finit par occasionner une situation fixe suffirait pour provoquer des mouvemens qui doivent faire rejeter les pratiques vicieuses auxquelles on a généralement recours.

Voyons comment l'auteur du nouveau lit à mécanique a su, en le construisant, se conformer aux principes qu'il a établis.

Un lit de forme à peu près ordinaire porte, environ aux deux tiers de sa longueur et du côté des pieds, un axe en fer sur lequel peut tourner un fond rembourré, supportant le malade, auquel, suivant les circonstances ou pour sa commodité, on fait prendre une position plus ou moins inclinée. Ce mouvement s'exécute d'ailleurs très facilement à l'aide d'une manivelle qui fait tourner un treuil, sur lequel s'enveloppent deux courroies attachées à la partie du fond qui répond à la tête du lit, toujours du côté des chevets; et vers la partie moyenne est une pièce de bois ayant la forme d'un arc de cercle, dont le centre répond à l'axe déjà indiqué. Cet axe, situé dans un plan vertical, est percé à jour d'une rainure, où peut librement glisser une tige de fer portant le casque, qui maintient la tête du malade. Cette disposition, dont l'idée appartient à M. le docteur Jalade-Lafond, permet de changer l'inclinaison du fond rembourré, sans être obligé de suspendre l'action de la machine, qui, pendant ce mouvement, reste toujours la même.

C'est vers le pied du lit que se trouve la pièce importante, celle qui fournit le caractère distinctif de l'appareil imaginé par M. Jalade-Lafond ; et la simplicité du moyen qu'il a employé est telle, qu'en y prêtant une légère attention, on en peut aisément comprendre le mécanisme :

Soit une poulie A, dont la circonférence creusée d'une gorge reçoit une corde qui, par une de ses extrémités, est fixée à un treuil B, au moyen duquel on peut la tendre plus ou moins ; à l'autre bout de cette corde, dont une seconde poulie C change la direction, est suspendu un poids P, qui en indique la tension actuelle.

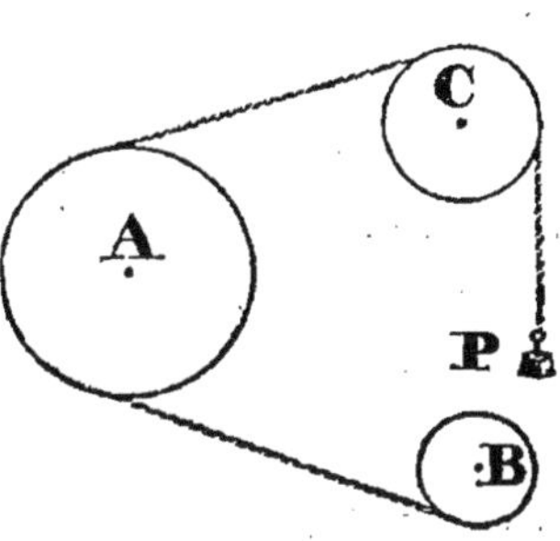

Il est évident que ce poids restera immobile, quelle que soit la position que l'on donne au plan circulaire. En effet, tous les points de la circonférence étant également éloignés du centre du mouvement, l'arc embrassé par la corde reste constant et dans toutes les situations possibles ; les conditions de l'équilibre subsistent au cercle A. Substituez une courbe différente, tel se—

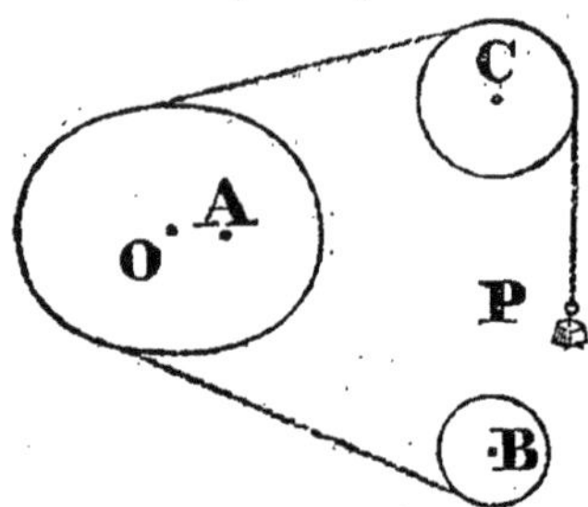

rait par exemple un plan dont le contour serait ellip-tique, il est évident que si on lui imprime un mouve-ment de rotation autour d'un point O pris sur le grand axe, le poids devra alternativement s'élever ou s'abais-ser d'une quantité qu'il est fort aisé de calculer, ce dont nous nous abstiendrons néanmoins, puisque cette connaissance serait inutile pour l'intelligence des effets que produit la machine que nous décrivons.

Reste à faire voir comment on peut transformer les montées et les descentes successives du poids en des al-ternatives d'action et de repos imprimées à la colonne vertébrale ou à toute autre partie sur laquelle on croi-rait devoir agir de la même manière. On y parvient en remplaçant le point P par une traverse horizontale, aux deux extrémités de laquelle sont attachées de doubles boîtes en cuivre, renfermant des ressorts en boudin, qui, lors des allées et des venues de la traverse, se com-primeront et se détendront tour à tour en réagissant sur le bassin, avec lequel ils communiquent au moyen de lanières fixées à une ceinture qui, sans comprimer l'abdomen, entoure la partie inférieure du tronc.

Cette disposition une fois imaginée, il fallait encore trouver un moteur qui pût rendre continu le mouvement de la poulie. Or, M. Jalade-Lafond a provisoirement employé à cet usage un instrument bien connu, et dont la marche régulière convient à l'indication qu'il fallait remplir : cet instrument n'est autre que le tourne-broche ordinaire, dont les rouages, mis en mouvement par un poids, font tourner une chaîne sans fin qui réagit sur une roue à dents fixée sur un arbre servant aussi d'axe à la poulie elliptique.

Tel est le mécanisme de l'appareil à extension que vos commissaires ont été chargés d'examiner. Ils ne se sont point bornés à une simple inspection ; ils ont cru devoir essayer sur eux-mêmes l'action de la machine, et ils ont reconnu qu'en la disposant de manière à lui faire produire, lors du *minimum* de son action, une tension modérée, celle-ci croissait graduellement, atteignait son *maximum*, puis s'affaiblissait peu à peu, revenait à sa mesure primitive, y restait pendant un certain temps, pour recommencer ensuite une nouvelle période tout-à-fait semblable à la première, et se partageant par conséquent en trois temps distincts : 1° action croissante, 2° action décroissante, 3° repos ou plutôt tension modérée. Au surplus, les boîtes en cuivre qui renferment les ressorts à boudin sont de vrais pesons élastiques qui, à chaque instant, font connaître la grandeur de l'effort développé. Cette indication n'est d'ailleurs pas si importante qu'on serait d'abord tenté de le croire ; c'est la susceptibilité des malades qu'il faut consulter, et non des valeurs métriques. Si néanmoins on veut en tenir compte, il faut ne pas perdre de vue que la colonne vertébrale supporte le double du poids indiqué par l'une ou par l'autre romaine ; et en graduant cet instrument, il est convenable d'avoir égard à cette observation.

Pour simplifier son appareil, ou pour l'accommoder au goût de certaines personnes, M. Jalade-Lafond propose de mettre la poulie en mouvement à l'aide d'une manivelle mue à la main : vos commissaires n'ont pas partagé cette opinion ; ils pensent que, même avec beaucoup d'attention, il serait impossible à une personne de produire la régularité que l'on obtient à l'aide d'un rouage mû par un poids dont l'action est continue et constante. Or, d'après les principes de l'auteur, cette régularité est nécessaire pour éviter des secousses réitérées, qui seraient plus nuisibles à la colonne vertébrale qu'une extension continue et modérée.

L'action de la machine que nous venons de décrire peut être instantanément suspendue, soit en faisant sortir la corde de la gorge de la poulie, soit en arrêtant l'action des ressorts à l'aide des crochets appropriés. Dans cet état, elle redevient une machine à extension ordinaire, et a tous les défauts que l'auteur reproche à ces sortes d'appareils.

Si vos commissaires pouvaient vous entretenir d'autre chose que de ce qu'ils ont vu, ce serait ici le lieu de vous parler des développemens que M. Jalade-Lafond se propose de donner à son invention ; ils conçoivent certainement la possibilité d'exécuter tout ce qu'il projette, mais ils savent aussi qu'en fait de machines il faut, à mesure qu'elles deviennent plus compliquées, ne prononcer qu'avec discrétion, surtout quand les résultats que l'on prévoit sont de simples instructions et non des conséquences déduites de calculs rigoureux.

Comme auxiliaire de l'appareil précédent, l'inventeur nous a encore présenté un fauteuil à mécanique dont toutes les parties, construites avec beaucoup de soins et sagement combinées, permettent d'imprimer à la colonne vertébrale des mouvemens dans tous les sens. C'est encore la main, au moins jusqu'à présent, qui sert ici de moteur, et de plus, dans cette nouvelle production, on voit disparaître tous les avantages de la situation horizontale sans recouvrer ceux de la locomobilité.

Messieurs, nous sommes maintenant arrivés à l'examen du lit mécanique imaginé par M. le docteur Maisonabe. Ce médecin, dirigé par des principes essentiellement différens de ceux qui ont été adoptés par M. le docteur Jalade-Lafond, a dû s'efforcer d'éviter ce que celui-ci recherchait avec soin. Il est vrai que la position du malade est la même ; que l'un et l'autre, pour étendre la colonne vertébrale, tirent en sens opposés la tête et le bassin ; mais l'un, ainsi que vous l'avez vu, exerce une tension intermittente (1), tandis que l'autre développe un effort continu, mais modéré. Nous vous avons exposé

(1) Ma machine n'exerce point une *tension intermittente*, puisqu'il n'y a pas des alternatives et d'un relâchement total et d'une extension considérable ; mais lorsque cette extension est d'une force donnée, on peut la diminuer alternativement d'un ou de deux degrés et ramener ensuite les parties à un degré déterminé d'extension.

Jal.-Laf.

les idées physiologiques de M. Jalade-Lafond ; il est donc juste de vous faire connaître celles de M. Maisonabe.

Si, dit ce médecin, peu de temps après la mort on examine une colonne vertébrale déviée, quel que soit le sens de la déviation, on voit que, du côté qui répond à la concavité anomale, les ligamens intervertébraux, et quelquefois le corps des vertèbres, sont déprimés ; leur consistance est d'ailleurs augmentée : il arrive même quelquefois que, dans un âge même encore peu avancé, le fibro-cartilage a complètement disparu, et que les os qu'il unissait sont déjà soudés. Du côté opposé, c'est-à-dire vers la convexité, on remarque une disposition essentiellement différente. L'épaisseur du ligament intervertébral est augmentée ; il a une moindre densité, et l'intervalle entre les os contigus est notablement agrandi. Du reste, les muscles situés de l'un et de l'autre côtés sont pâles et présentent cette mollesse qui est pour ces organes l'indice d'une dégénérescence prochaine. Quelle qu'ait pu être la cause primitive de la déviation du rachis, elle n'a eu lieu que peu après, d'abord par des degrés insensibles, puis avec plus de rapidité, parce qu'à l'état morbide préexistant s'est jointe l'action mécanique qui développe la prépondération des parties écartées de leur direction naturelle. Bien que secondaire, cette influence suffit pour étendre la maladie à des parties sur lesquelles n'agit point la cause primitive, et bien probablement il faut aussi lui attribuer l'espèce de ressemblance que l'on remarque dans les dispositions des parties chez les personnes les plus mal conformées (1).

(1) Ces considérations anatomico-pathologiques me paraissent évidemment erronées, et c'est parce que M. Maisonabe

Quand, pour corriger une difformité, on a jugé l'application d'une machine utile, n'est-il pas rationnel d'en

confond les inflexions ou simples courbures du rachis avec le mal de Pott, qu'il est tombé dans une erreur qui peut être très préjudiciable aux malades. Les déviations du rachis dépendent d'une inégalité dans le développement des deux moitiés latérales du corps, et surtout d'une différence dans la force des masses musculaires qui s'unissent au grand levier vertébral. Cette tige osseuse cède aux puissances les plus énergiques, et la colonne obéit aux muscles les plus actifs et les plus forts de l'un des côtés du rachis.

Un développement trop prépondérant ou trop inégal de l'un des côtés, et le plus souvent c'est le côté droit, oblige la pyramide vertébrale à s'incliner du côté opposé, pour conserver le centre de gravité et maintenir l'équilibre; cette inclinaison latérale, qui n'est d'abord qu'un effet de la mécanique animale, devient habituelle et finit par être un véritable vice.

La claudication peut amener et amène en effet le même résultat : pour conserver dans la marche, la course, et même dans la station sur les pieds, l'équilibre entre les deux moitiés du corps, il faut que les muscles du côté où le membre est plus long agissent avec plus d'énergie que ceux du côté opposé, afin que le centre de gravité soit maintenu. Dans ce cas, la courbure du rachis est latérale, et la concavité de cette courbure correspond au côté où les trousseaux charnus sont les plus forts, c'est-à-dire au côté du membre qui est le plus long. — La claudication est-elle légère, l'effort des muscles du côté opposé au membre le plus court est moins considérable, parce qu'alors dans la claudication la ligne du centre de gravité s'éloigne peu du point central, et dans ce cas, l'inflexion du rachis peut se faire de manière à ce que la concavité de cette tige osseuse est du même côté que le membre le plus court.

Mais que dans les courbures rachidiennes on prétende qu'il y a destruction des fibro-cartilages inter-vertébraux, altération dans la substance du corps des vertèbres, affaissement de ces régulariser l'action en calculant, aussi juste que possible, la puissance des forces qu'on veut lui opposer? Ainsi les courbures vicieuses du rachis se forment lentement sous l'influence des causes dont l'énergie plus ou moins grande agit sans interruption dans le même sens;

segmens de cylindre les uns sur les autres; c'est confondre de simples courbures vertébrales, avec la gibbosité de Pott, ou mal vertébral, c'est considérer comme identiques deux affections totalement différentes dans leur mode de production, leur nature, leur prognostic et leur traitement!!

C'est dans les courbures simples que les moyens mécaniques peuvent convenir, tandis que dans le second genre de maladie ces moyens sont toujours dangereux, et les médecins instruits en proscrivent l'usage. Comment se fait-il donc que M. le Rapporteur fasse dire à M. le docteur Maisonabe *qu'il arrive même quelquefois que, dans un âge même encore peu avancé, les fibro-cartilages ont complètement disparu?* N'est-ce pas confondre le mal de Pott avec une simple courbure du rachis? Un anatomiste ou un praticien n'aurait pas commis une erreur de ce genre qui peut devenir des plus funestes. Voilà pourquoi je soutiens que dans les courbures de la colonne rachidienne, l'extension permanente peut bien ramener les parties à leur direction normale; mais les muscles ayant alors été laissés dans l'inertie, au lieu de prendre de la force ils s'atrophient, dégénèrent en tissu graisseux, et ne peuvent plus maintenir la tige vertébrale dans son état de redressement. Voilà pourquoi la *taille* se contourne de nouveau. — *L'extension permanente seule est donc insuffisante,* et il faut pour atteindre le but que se propose le médecin, but qui est le souhait des malades et de leurs parens, il faut, dis-je, qu'à l'extension soit joint un moyen qui mette les muscles en état de s'opposer à une nouvelle inflexion du rachis, lorsqu'il aura été une fois redressé. Ce moyen je l'ai trouvé dans ma machine oscillatoire, qui permet de légers mouvemens et qui excite la contraction et le relâchement des muscles vertébraux.   JAL.-LAF.

disposons nos appareils d'après cette considération , pour la continuité de leur action graduelle, faisons-leur produire ce que nous ne pouvons obtenir sans elle.

Parmi les forces qui sont à la disposition du physicien, l'élasticité et la pesanteur sont celles dont il peut, avec le plus de facilité et de certitude, diriger et modifier l'action. Ainsi les ressorts et les poids sont les moteurs d'un grand nombre de machines , et surtout de celles que l'on rencontre dans les arsenaux de chirurgie.

M. Maisonabe a pensé qu'il agirait plus sûrement en substituant , dans son appareil , l'action de la pesanteur aux ressorts employés dans les lits à mécaniques de Wurtzbourg. Voici une description sommaire de cette machine à extension permanente, mais dont l'action est susceptible d'être facilement suspendue momentanément par le malade , si on veut.

Au-dessous du fond rembourré d'un lit, qui en général s'écarte peu de la forme ordinaire , on remarque une traverse A qui, dans le sens de sa longueur, partage le

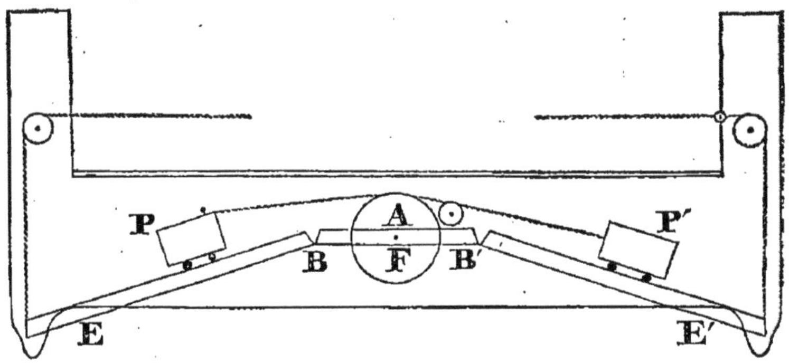

lit en deux parties égales: de l'un et de l'autre côté sont

fixés, sur la partie moyenne de cette traverse, deux bascules BE, BE, longues d'environ vingt-huit pouces et larges de cinq; deux poids PP, de vingt-cinq à trente livres, placés sur des chariots, maintenus dans des gouttières appropriées, peuvent parcourir la longueur des bascules, s'approcher et s'écarter de leur centre de mouvement, suivant le sens dans lequel on fait mouvoir une roue E, dont la circonférence, creusée en gouttière, reçoit deux cordons qui, d'une part, sont attachés aux poids, et de l'autre, à la circonférence de la roue sur laquelle ils s'enveloppent en sens inverse; l'extrémité libre E de la bascule BE, qui répond à la tête du lit, est munie d'un cordon qui est dirigé de bas en haut et vient passer sur une poulie qui, changeant sa direction, le rend horizontal et permet, au moyen d'une agraffe et de courroies, de l'unir convenablement à un collier dont le cou du malade est entouré. Une disposition analogue à celle que nous venons de décrire a lieu pour l'extrémité libre de la seconde bascule : seulement il y a à celle–ci deux cordons qui aboutissent aux parties latérales d'une ceinture fixée au-dessus du bassin.

Si nous nous sommes bien fait entendre, il est aisé de voir que l'appareil fort simple dont il s'agit ici, est un levier du troisième genre, dans lequel la puissance est le poids qui tend à baisser la bascule, et la résistance, la colonne vertébrale qu'il faut redresser. A la vérité, ce levier est double; mais on pourrait aisément supprimer l'un d'eux et le remplacer par des attaches fixes pour lesquelles le poids du lit offrirait des points d'appui aussi commodes que sûrs. Cette observation a été faite à M. Maisonabe par l'un de vos commissaires, et déjà dans une note qu'il nous a fait remettre, il annonce qu'il a modifié son appareil. Très probablement que, par la suite, il la fera tout-à-fait disparaître, sans cependant renoncer aux actions partielles que cette seconde bascule lui permet d'exercer sur le bassin, lorsqu'une des branches est plus élevée que l'autre ; ainsi modifié, le lit de M. Maisonabe a une telle simplicité, qu'à l'élégance près qu'il a donnée, en ce qui compose la couchette, on pourrait en composer un semblable et à moindres frais, en remplaçant la roue à gorge en cuivre par un moyen moins dispendieux et à peu près équivalent.

Vos commissaires ont vu M. Maisonabe opérer sur deux jeunes personnes dont la colonne vertébrale était déviée à des degrés différens, et sa méthode paraît avoir des avantages qui ne sont pas à négliger. Voici comment il procède : la bascule des pieds du lit étant fixée, il se place derrière la tête de son malade, et saisissant avec les deux mains le collier passé autour du col, il le maintient de façon à contrebalancer l'effort qu'avec un de ses pieds il exerce sur l'extrémité libre de la bascule du côté de la tête. Observant attentivement la figure du patient, il étend par degré la colonne vertébrale dont deux de vos commissaires ont senti le redressement s'opérer en passant la main sur le lieu de la courbure. L'opérateur s'arrête aussitôt qu'une légère rougeur de la face, ou le moindre signe de douleur lui fait connaître qu'il serait imprudent d'aller au delà. Alors il enfonce dans le cordon qui attire la tête du malade, une épingle à environ deux pouces d'une ouverture pratiquée dans le panneau du chevet du lit qui est à double fond, à l'aide d'une clef, il fait mouvoir la roue à gorge pour disposer le poids sur les plans inclinés , de manière à obtenir une extension de la colonne dorsale de moitié moindre que celle qu'il avait produite lors de l'action exercée en pressant sur la bascule. Cette précaution est un résultat de son expérience , et elle a pour but d'éviter au malade une fatigue qui bientôt deviendrait insupportable si l'on voulait lui faire endurer pendant un temps assez prolongé l'extension que durant quelques minutes il a soufferte sans incommodité. La mobilité des bascules , ou plutôt de la bascule, a ceci d'avantageux qu'elle permet au malade, s'il est seul, de se soulager de la gêne qu'il éprouve. Effectivement, en portant la main sur l'agraffe qui retient les courroies du collier , il suspend l'action de la machine avec d'autant plus de facilité qu'il transforme le levier primitif en levier du second genre , le poids étant alors la résistance qu'il faut surmonter ; or la nécessité de faire une longue inspiration , celle de tousser ou autres choses semblables doivent souvent inviter le malade à profiter de cette facilité.

La machine inventée par M. Maisonabe est fort simple, et se prêterait aisément à des calculs rigoureux ; car la théorie du plan incliné et les propriétés du levier suffisent pour, dans toutes les positions possibles, faire apprécier les actions qu'elle exerce ; mais, nous le répétons, la susceptibilité du malade, qui l'apprécie par lui-même, comme l'a fort bien senti M. Maisonabe , aidé de sa machine , est le plus sûr régulateur que l'on puisse consulter ; et c'est pour cela que nous n'avons point mis d'importance à relever une légère imperfection qui s'opposerait à l'appréciation rigoureuse des forces exprimées sur un cadran qui, placé sur le devant du lit, sert à faire juger du mouvement de la roue, et conséquemment de la position du poids sur les bascules. Il faudrait en effet pour que cette indication fût précise, que la circonférence de la roue fût égale à la longuenr des plans inclinés sous lesquels roulent les poids, ce à quoi on pourrait, au surplus, satisfaire également au moyen d'une table proportionnelle (1).

Messieurs, dans le cours du rapport que vos commissaires ont l'honneur de vous soumettre, vous avez dû remarquer qu'ils n'ont pas dit un mot, soit sur la variété des causes qui peuvent amener la courbure de l'épine, soit sur les divers moyens thérapeutiques qu'il convient de lui opposer; ce n'est point oubli de leur part, mais bien parce qu'ils ont pensé que, dans la plupart des cas, les moyens mécaniques ne doivent être que les auxiliaires ou le complément d'un traitement médical bien dirigé (2); et, à cet égard, les inventeurs

(1) Cette description du lit de notre confrère M. Maisonabe, démontre que sa mécanique diffère de la nôtre, et c'est ce que Messieurs les Commissaires se font un devoir de reconnaître. Je puis donc dire que le lit de M. Maisonabe n'est qu'un moyen d'extension permanente, que conséquemment il ne remplit, comme toutes les autres machines du même genre, qu'une partie des indications médicales, et en admettant que dans son mode d'exécution, ce lit ne ressemble pas à ceux dont on se sert dans les autres établissemens orthopédiques de Paris, il n'en est pas moins un simple agent d'extension permanente, et comme tel, nous le répétons, il est insuffisant.

JAL.-LAF.

(2) Dans la note adressée par moi à l'Académie royale de Médecine, sur tous mes moyens orthopédiques, je n'ai parlé que de ces mécaniques et de leur mode d'agir, n'ayant pas

des deux appareils partagent complètement leur opinion. L'un, M. Maisonabe, est un praticien distingué
de cette capitale, trop connu pour qu'il soit nécessaire
de vous dire combien il eût été superflu de lui rappeler des principes que, dans l'enseignement, il professe
lui-même tous les jours. Le second, M. Jalade-Lafond,
est un médecin aussi habile que recommandable, qui
consacre ses talens au public, dont il mérite la confiance
à plus d'un titre. Peut-on en dire autant de tous ceux
qui, sans offrir les mêmes garanties, se livrent aux
mêmes occupations ?... nous ne le croyons pas; c'est
pourquoi vos commissaires ont pensé qu'il ne serait pas
inutile de vous rappeler qu'en indiquant au public ce
qui est bon, il faut encore le prémunir contre l'abus
qu'on peut faire des meilleures choses; ainsi, pour ne

cru devoir exposer devant une compagnie qui est formée des
premiers praticiens de la capitale les cas où ces lits conviennent et ceux où ils ne sauraient être employés avantageusement. Ma réserve est un égard que je devais à l'élite des médecins ; mais je crois devoir faire connaître ici que je ne pré-
tends pas que mes lits conviennent au traitement de toutes les
maladies du rachis, parce que je ne confonds pas, comme le
fait un mien confrère, les simples courbures de la colonne
vertébrale avec la maladie de Pott, ou carie des vertèbres, et
avec les autres affections dans lesquelles la substance des os et
des fibro-cartilages est manifestement altérée. En présentant
mes agens mécaniques à l'Académie royale de Médecine j'ai
voulu les faire connaître et les mettre à la disposition des
médecins; c'est à eux d'indiquer les circonstances où leur emploi peut être utile. Dans un ouvrage, qui va bientôt paraître,
je rapporterai les cas dans lesquels mes moyens mécaniques ont
eu des succès incontestables.

JAL.-LAF.

pas nous écarter du sujet qui nous occupe, ne pourrait-on pas craindre, en voyant se multiplier les établissemens orthopédiques, lorsqu'ils sont dirigés par des hommes étrangers à la médecine, de voir quelquefois, sans nécessité, employer un moyen qui par cela même qu'il peut être utile si l'on en fait usage dans des cas opportuns, deviendra nuisible si l'on veut le faire servir à corriger un simple défaut de maintien que ferait aisément disparaître une surveillance active, ou une gymnastique convenablement dirigée? Enfin, pourquoi ceux qui, sans titre, se chargent de ces sortes d'applications, n'imiteraient-ils pas la conduite des plus habiles médecins, qui, dans des cas difficiles dont ils prévoient fort bien l'issue, ne balancent cependant pas à s'étayer de l'autorité d'un nom recommandable? Il ne leur suffit point de bien faire; ils veulent encore, pour l'honneur de l'art, que le public soit convaincu qu'il n'y avait pas mieux à faire. En vous proposant donc de rappeler aux personnes affectées de difformités et aux fabricans de machines que l'extension de la colonne vertébrale est une opération grave, qu'il la faut pratiquer avec précaution, et qu'il est sage de ne la tenter que sur l'avis de l'homme de l'art éclairé, vos commissaires sont persuadés qu'ils vous invitent à donner un conseil doublement utile, puisque les deux partis seront également intéressés à le suivre, les uns pour se prémunir contre l'abus, les autres pour n'avoir point à craindre de se voir scandaleusement reprocher d'avoir, sans nécessité, eu recours à une pratique pour laquelle on voudrait leur contester des honoraires légitimement dus.

3

Messieurs, vos commissaires, après avoir mûrement réfléchi sur chacun des articles dont ce rapport déjà bien long ne contient toutefois qu'une analyse succincte, se sont arrêtés aux conclusions suivantes.

CONCLUSIONS.

1° Les courbures de la colonne vertébrale dépendant de causes différentes, parmi lesquelles il en est qui prescrivent impérieusement l'usage de l'extension, soit continue, soit intermittente, et, de plus, certaines complications qu'un esprit éclairé peut seul reconnaître, si elles ne commandent pas la même retenue, exigent souvent que l'on diffère l'emploi de ces moyens mécaniques : c'est donc remplir un devoir que de rappeler à ceux qui sont atteints de ces difformités, et aux hommes qui, sans être médecins, voudraient appliquer ce mode de traitement, qu'il leur importe, pour éviter les plus graves accidens, de n'agir que d'après les conseils d'hommes livrés à l'exercice de la médecine.

2° Quelles que soient les raisons exposées par MM. Jalade-Lafond et Maisonabe, elles n'offrent pas des motifs suffisans pour se prononcer exclusivement en faveur de l'un ou de l'autre de ces appareils ; c'est l'expérience seule qui pourra donner à cet égard une mesure qu'il serait prudent de fixer *à priori*.

3° Les deux machines, construites dans des intentions essentiellement différentes, remplissent parfaitement les indications pour lesquelles on les a imaginées ; et si elles n'ont point le même degré de simplicité, il faut en trouver la cause dans la nature des difficultés inévitables que les auteurs avaient à surmonter.

4° Enfin, on peut avancer sans crainte d'erreurs, que, maniées par des mains habiles, ces machines ne peuvent exposer aux accidens que devraient faire redouter des appareils moins bien construits; aussi vos commissaires vous proposent-ils d'accorder des éloges aux inventions de MM. Jalade-Lafond et Maisonabe, et de les inviter à vouloir bien vous communiquer les résultats qu'ils obtiendront ultérieurement.

Ce 6 septembre 1825.

Signé BRESCHET, RIBES, MARC, HUSSON, MAINGAULT, PELIGOT, *et* THILLAYE, *Rapporteur.*

Le Secrétaire perpétuel de l'Académie de Médecine certifie que ce Rapport est extrait du procès-verbal de la séance générale de l'Académie, du 6 septembre 1825.

PARISET.

9 782019 274658